BEI GRIN MACHT SICH IHR WISSEN BEZAHLT

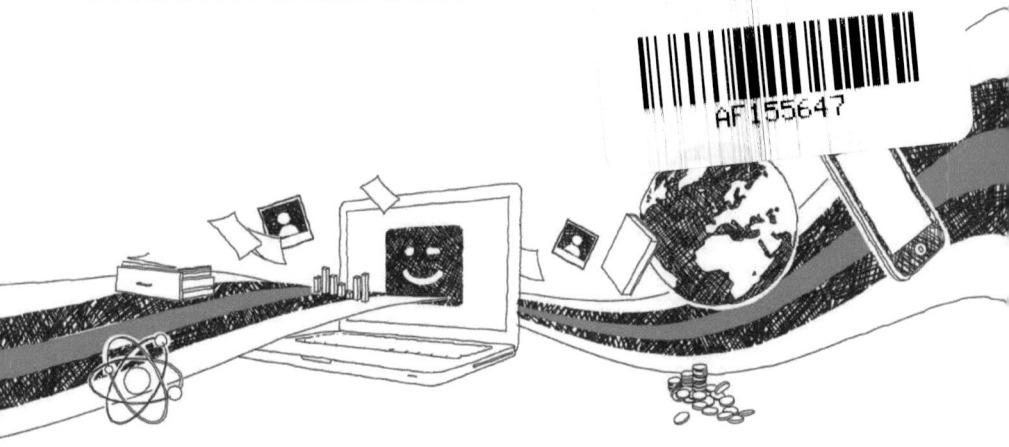

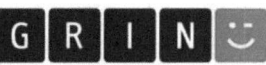

Psychologie des Gesundheitsverhaltens. Selbstwirksamkeitserwartung, Alkoholsucht und Beratungsgespräch

Ronnie Straßer

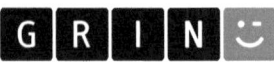

Bibliografische Information der Deutschen Nationalbibliothek:

Die Deutsche Nationalbibliothek verzeichnet diese Publikation in der Deutschen Nationalbibliografie; detaillierte bibliografische Daten sind im Internet über http://dnb.d-nb.de abrufbar.

ISBN: 9783346293824
Dieses Buch ist auch als E-Book erhältlich.

Druck und Bindung: Books on Demand GmbH, Norderstedt Germany
Gedruckt auf säurefreiem Papier aus verantwortungsvollen Quellen

Das vorliegende Werk wurde sorgfältig erarbeitet. Dennoch übernehmen Autoren und Verlag für die Richtigkeit von Angaben, Hinweisen, Links und Ratschlägen sowie eventuelle Druckfehler keine Haftung.

Das Buch bei GRIN: https://www.grin.com/document/953998

Deutsche Hochschule für

Prävention und Gesundheitsmanagement

Einsendeaufgabe

Fachmodul: Psychologie des Gesundheitsverhaltens

Studiengang: Gesundheitsmanagement

Datum

Präsenzphase 12.-14.03.18

Name, Vorname: Straßer, Ronnie

Studienort: **Saarbrücken**

Semester: **WS17**

Inhaltsverzeichnis

1 Selbstwirksamkeitserwartung

In den folgenden drei Teilkapiteln wird das Konstrukt der Selbstwirksamkeitserwartung (Kompetenzerwartung) genauer erläutert.

1.1 Definition Selbstwirksamkeitserwartung

Unter Selbstwirksamkeitserwartung versteht man „die eigene Überzeugung, bestimmte Situationen bewältigen, etwas bewirken und sein Leben selbst kontrollieren zu können" (Hobmair, 2008, S.172).

Selbstwirksamkeit (engl. self-efficacy) ist also die individuelle Überzeugung eines Menschen, in einer bestimmten Situation die bestmögliche Leistung zu zeigen. Dabei gibt es einige Einflussfaktoren auf die Gefühle eines Menschen: Einsicht, Wahrnehmung, Motivation. Wenn es zu Konflikten oder schwierigen Situationen kommt, ist es von enormer Bedeutung, dass man eine positive Einstellung mitbringt damit diese Situationen gemeistert werden können. Denn Menschen neigen oft dazu, scheinbar schwierigen Situationen aus dem Weg zu gehen. Auch wenn eine Person in der Lage ist eine bestimmte Situation zu meistern, wird erst überlegt, ob man wirklich dazu im Stande ist, weil man glaubt, dass einem das Nötige fehlt. Selbstwirksamkeit steht also für das Gefühl des eigenen Könnens, nicht zu verwechseln mit dem Selbstvertrauen. Der Erwerb von Selbstwirksamkeitserwartung wird am Stärksten durch direkte Erfahrungen beeinflusst. Indirekte Erfahrungen (Beobachtung einer Person) sind auch von enormer Bedeutung, da man sich mit der Modellperson identifizieren kann. Des Weiteren kann es zu einer höheren Selbstwirksamkeitserwartung mit symbolischen Erfahrungen (verbale Ermutigung) kommen, denn so steigt das Vertrauen in die eigenen Kompetenzen. Die Gefühlserregung (Emotionen) spielt im Vergleich zu den direkten Erfahrungen eine nicht so große Rolle in der Stärkung der Selbstwirksamkeit. Alles in allem kann man sagen, dass eine hohe Selbstwirksamkeit günstige Voraussetzungen zur Bewältigung schwieriger Situationen schafft (Studienbrief, S127).

Eine weitere Definition der Selbstwirksamkeitserwartung ist „die subjektive Gewissheit neue und schwierige Anforderungssituationen auf Grund eigener Kompetenzen bewältigen zu können" (Jerusalem & Hopf, 2002).

Dieses Konzept bezieht sich ähnlich wie das oben genannte Zitat auf Banduras sozial-kognitive Theorie. Es werden also Prozesse (Motivation, Emotionen, etc.) durch die subjektive Überzeugung gesteuert.

1.2 Messung der spezifischen Selbstwirksamkeitserwartung

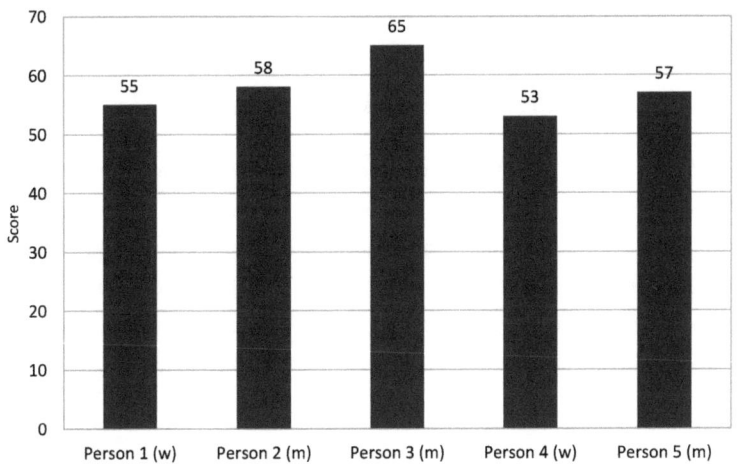

Abb. 1: Diagramm zur spezifischen Selbstwirksamkeitserwartung

In dem oben dargestellten Diagramm wird die Selbstwirksamkeit zu sportlichen Aktivität dargestellt. Hierfür wurden fünf Personen aus dem beruflichen Umfeld befragt, ob diese in der Lage sind, eine sportliche Aktivität auch dann noch auszuführen, wenn widrige Umstände herrschen. Um diese Merkmale zu erfassen, wurde ein 12-Item-Instrument (SSA-Skala) benutzt (Fuchs & Schwarzer, 1994, S.141).

Des Weiteren wurden sieben Antwortvorgaben verwendet, mit drei Einstufungskategorien: gar nicht – vielleicht – ganz sicher. Durch das Aufsummieren der zwölf Antwortmöglichkeiten kommt man auf den entsprechenden Score für jede Person. Der maximal zu erreichende Wert liegt bei 84, demgegenüber ist 12 der Mindestwert. Die y-Achse zeigt den Score auf, welcher bei Person 3 den höchsten Wert von 65 aufweist. Je höher der Score desto höher ist die Selbstwirksamkeitserwartung. Daraus resultiert, dass der Proband eine sehr hohe Selbstwirksamkeitserwartung besitzt. Person 4 hat den geringsten

Score von 53, daraus lässt sich schließen, dass dieser Proband eher weniger Sport treibt als beispielsweise Person 3. Die restlichen drei Probanden liegen mit einem Score im Bereich des Wertes 55 und weisen damit eine Selbstwirksamkeit auf, die leicht über dem Mittelwert liegt. Zudem ist auffällig, dass die männlichen Probanden (Personen 2,3 & 5) eine höhere Selbstwirksamkeit aufzeigen als die Frauen (Personen 1,4). Bei einer Umfrage von fünf Personen ist es allerdings möglich, dass es Zufall war. Alles in allem ist festzuhalten, dass die SSA-Skala darüber Aufschluss gibt, wie sportlich aktiv beziehungsweise wie sportlich inaktiv eine Person ist.

1.3 Gegenüberstellung zweier wissenschaftlicher Studien

Im Folgenden werden zwei Studien verglichen, welche sich mit dem Thema der Selbstwirksamkeitserwartung auseinandersetzen. Auf der einen Seite geht es um den Einfluss von Ergebnis- und Selbstwirksamkeitserwartung auf die Ergebnisse einer Rehabilitation nach Hüftgelenkersatz (Dohnke, Müller-Fahrnow & Knäuper, 2006). Auf der anderen Seite beschreiben Schneider, J. und Rief, W. (2007) die Selbstwirksamkeitserwartung und Therapieerfolge bei Patienten mit anhaltender somatoformer Schmerzstörung.

Tab. 1: Vergleich zweier Studien

	Dohnke et al. (2006)	Schneider & Rief (2007)
Fragestellung(en)	1. Untersuchung von Ergebnis- und Selbstwirksamkeitserwartung bei Patient zu Reha-Beginn und Ende. → Umso höher die Selbstwirksamkeitserwartung zu Beginn der Reha, desto besser sollte das Reha-Ergebnis des Patienten sein → Positive Ergebniserwartung hängt mit einem positiven Reha-Ergebnis zusammen 2. Annahme, dass das Ausmaß beider Erwartungstypen zu Reha-Beginn durch behandlungsbezogene Erfahrungen, körperliche Gesundheitszustand	Hypothesen Selbstwirksamkeitserwartungen nehmen bei Patienten mit Somatoformer Schmerzstörung in Abhängigkeit: 1. von Verbesserungen der Schmerzbewältigungsstrategien zu. 2. von der Abnahme ihrer schmerzbedingten Beeinträchtigung zu. 3. von der Abnahme ihrer allgemeinpsychischen Beeinträchtigung zu. 4. von erlebten Therapieerfolgen (erfasst über direkte Erfolgsmaße) zu.

	und das emotionale Wohlbefinden beeinflusst wird.	Offene Fragestellung: • Üben die Verbesserungen in den genannten Bereichen ihren Einfluss auf die Steigerung auf der Selbstwirksamkeitserwartung jeweils direkt oder indirekt aus? • Wie groß ist bei gleichzeitiger Berücksichtigung aller genannten Bereiche der relative Einfluss der einzelnen Bereiche?

	Dohnke et al. (2006)	Schneider & Rief (2007)
Stichprobe	• 13 orthopädische Reha-Kliniken • n= 1065 Patienten • 60% Frauen • Durchschnittsalter: 64,58 Jahre • Hauptdiagnose: Hüftarthrose (92%) • Reha-Maßnahme: 21,56 Tage nach OP • Reha-Dauer: 22,64 Tage	• Stationäre psychosomatische Rehabilitation • Durchschnittsalter: 47,9 Jahre • 85,1% Frauen n= 319 Patienten • Aufnahme: n= 319 Patienten • Entlassung: n= 298 Patienten • Rücklaufquote: 93,1%
Materialien/Test	Erhebungsinstrumente: • Fragebogen zu Reha-Beginn (T1), am Reha-Ende (T2) und sechs Monate nach der Entlassung (T3) • Alter und Geschlecht, Schmerzen und eingeschränkte ADL-Funktionen (T1 und T2), Ergebnis- und Selbstwirksamkeitserwartung (T1), Depressivität und behandlungsbezogene Erfahrungen sowie Arztangaben zum körperlichen Gesundheitszustand (T1)	Erhebungsinstrumente: • Aachener Selbstwirksamkeitsfragebogen → Arbeit/Leistung → Körper/Gesundheit • Fragebogen zur Erfassung der Schmerzverarbeitung → kognitive Umstrukturierung → Kompetenzerleben → Entspannungstechniken → Hilflosigkeit/Depressivität • Pain Disability Index → schmerzbedingte ehinderung • Allgemeine Depressionsskala → Depressivität • Interaktions-Angstfragebogen → Angst vor Auftritten → Angst vor Selbstbehauptung

	Dohnke et al. (2006)	Schneider & Rief (2007)
		• Erfolgsratings → Änderung: körperliches Befinden, psychisches Befinden, Beschwerden insgesamt
Untersuchungsdesgin	Multizentrische Längsschnittstudie mit Querschnittsanalysen	Feldstudie
Hauptergebnisse	• Je jünger die Patienten waren, desto geringere Schmerzen • Männer erwarteten weniger eingeschränkte ADL-Funktionen als Frauen • Je besser die Aufklärung über OP-Folgen, desto höhere schmerz- und ADL-bezogene Selbstwirksamkeitserwartungen • Je geringer die Schmerzen zu T1, desto weniger Schmerzen erwarteten sie für das Reha-Ende • Je besser die Patienten ihr operiertes Hüftgelenk beugen konnten, desto weniger eingeschränkte ADL-Funktionen erwarteten sie für das Reha-Ende	• Verbesserung der Schmerzbewältigungsstrategien • Reduktion der schmerzbedingten und allgemeinpsychischen Beeinträchtigung • direkt erlebte und erfragte Therapieerfolge • Änderung der Schmerzbewältigungsstrategien über ihren Einfluss auf Veränderungen der schmerzbedingten und allgemeinpsychischen Beeinträchtigung • Verbesserung der Schmerzbewältigungsstrategien den stärksten Gesamteffekt

Folglich lässt sich sagen, dass es bei beiden Studien um das Thema der Selbstwirksamkeitserwartung geht. Dohnke et al. (2006) beschreibt eher die das Wohlbefinden der Patienten, wohingegen Schneider und Rief (2007) sich eher auf psychische Faktoren beziehen. Des Weiteren ziehen beide Studien Schlüsse von Reha-Beginn bis Reha-Ende, doch bei Dohnke et al. (2006) geht es über sechs Monate nach Reha-Ende hinaus. Unterschiede findet man auch deutlich bei dem Untersuchungsdesign. Auf der einen Seite eine Feldstudie bei Schneider und Rief (2007), auf der anderen Seite eine multizentrische Längsschnittstudie. Außerdem ist die Anzahl der Hüft-TEP Patienten mit n = 1065 deutlich höher als die Patienten mit somatoformer Schmerzstörung n = 316.

Letztendlich ist aus der Gegenüberstellung zu schließen, dass die Selbstwirksamkeit der Patienten bei Dohnke et al. (2006) ausgeprägter ist als die von Schneider und Rief (2007). Aufgrund der oben genannten Aspekte ist ein Vergleich beider Studien schwer möglich.

2 Suchterkrankung (Alkoholsucht)

In den folgenden 6 Teilaufgaben wird Alkoholsucht genauer erläutert.

2.1 Definition Alkoholsucht

Alkoholsucht wird definiert als „chronische Verhaltensstörung, die bestimmt wird durch exzessives Trinken durch Alkohol über das sozialübliche Maß hinaus, unter anderem mit der Folge körperlicher und psychischer Abhängigkeit" (Payk & Brüne, 2013).

Alkoholsucht ist eine seelische Erkrankung, bei der eine Droge (Alkohol) in rauen Mengen konsumiert wird. Es kann alle gesellschaftliche Schichten treffen und ist deshalb sehr schwierig zu erkennen. Symptome für Alkoholsucht sind das allgemeine Verlangen nach Alkohol. Des Weiteren sind das ständige Denken sowie die Vernachlässigung von Freunden und Familie ein weiteres Anzeichen auf Alkoholsucht. Alkoholsüchtige nehmen Dinge in Kauf, beispielsweise das Verlassen der Familie damit sie ungestört Alkohol konsumieren können.

Merkmale einer Sucht (Fertinger, 2000):

1. intensives Verlangen, einen Wirkstoff (Alkohol) zu konsumieren, sich in eine bestimmte Situation zu begeben

2. Neigung, die Dosis des Wirkstoffes zu steigern oder sich in eine bestimmten Zustand zu versetzen

3. physische, psychische und soziale Abhängigkeit von der angenehmen Wirkung des Wirkstoffes

4. Entzugserscheinungen, wenn der Wirkstoff, die bestimmte Situation nicht erreicht werden kann

5. Den Sinn, den der Abhängige in der Sucht sieht

2.2   Theoretische Grundlagen

Das meist konsumierte Suchtmittel in Deutschland ist Tabak. Als Nikotinsüchtig gelten 14 Mio. Menschen in Deutschland. Von einer Alkoholsucht sind im Vergleich dazu 1,6Mio. Menschen betroffen, aufgrund dessen nehmen Präventionsmaßnahmen gegen Alkohol in Deutschland immer mehr an Bedeutung zu. Dicht gefolgt von verschreibungspflichtige Medikamenten mit 1,4 Mio. Menschen. Das vierthäufigste Suchtmittel ist mit 290.000 Abhängige das konsumieren von illegalen Drogen (Knaak, 2012).

Um als Alkoholsüchtiger kategorisiert zu werden, sind nach ICD-10 mindestens drei der folgenden Kriterien während des letzten Jahres erfüllen (Knaak, 2012):

*   Starkes, oft unüberwindbares Verlangen, die Substanz einzunehmen

*   Schwierigkeiten, die Einnahme zu kontrollieren

*   Körperliche Entzugssymptome

*   Substanzgebrauch zur Milderung der Entzugssymptome

*   Benötigen immer größerer Mengen, damit die gewünschte Wirkung eintritt

*   Fortschreitende Vernachlässigung anderer Verpflichtungen, Aktivitäten, Vergnügungen oder Interessen

*   Fortdauernder Gebrauch der Substanzen wider besseres Wissen und trotz eintretender schädlicher Folgen.

2.3   Entstehung

An dem unten dargestellten Schaubild wird deutlich, dass es viele Risikofaktoren gibt, die ein Suchtverhalten begünstigen und auslösen. Es kann schon in der Kindheit anfangen durch traumatische Erlebnisse z.B. Tod eines Elternteils. Außerdem ist es für Jugendliche enorm riskant zum Alkoholiker zu werden, denn viele stehen unter dem Gruppenzwang anderer Jugendlicher. Des Weiteren kann Alkohol als Glücksdroge fungieren, denn des werden Neurotransmitter (Dopamin) ausgeschüttet, welche Glücksgefühle erzeugen. Aber auch die Werbe- und Modeeinflüsse wie beispielsweise Lieder über das Konsumieren von Alkohol. Hinzu kommt, das sich Kinder an ihren Eltern orientieren (Vorbilder) und möglicherweise auch den Alkoholkonsum ähnlich weiterführen.

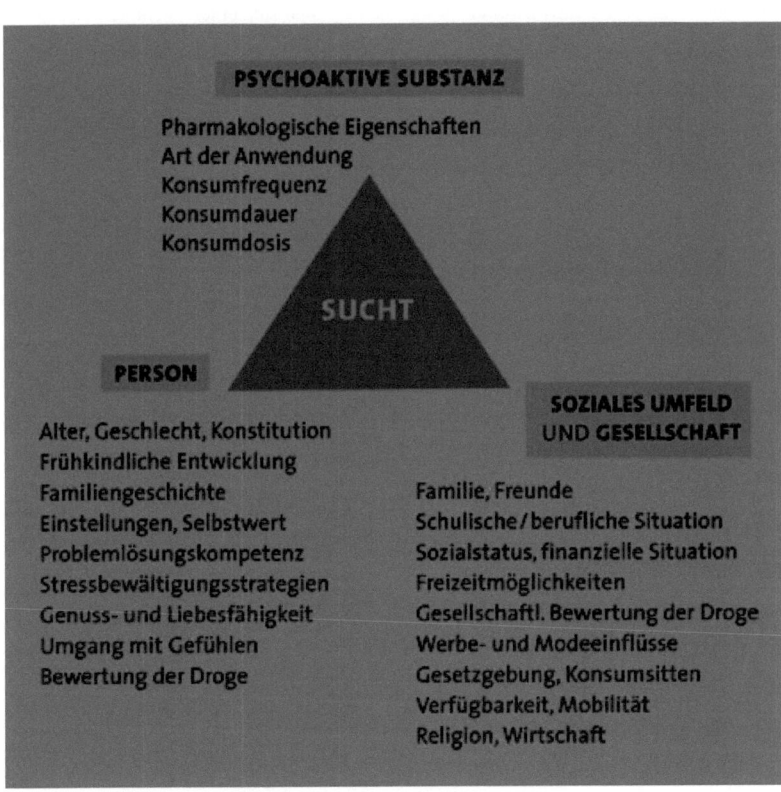

PSYCHOAKTIVE SUBSTANZ

Pharmakologische Eigenschaften
Art der Anwendung
Konsumfrequenz
Konsumdauer
Konsumdosis

SUCHT

PERSON

Alter, Geschlecht, Konstitution
Frühkindliche Entwicklung
Familiengeschichte
Einstellungen, Selbstwert
Problemlösungskompetenz
Stressbewältigungsstrategien
Genuss- und Liebesfähigkeit
Umgang mit Gefühlen
Bewertung der Droge

**SOZIALES UMFELD
UND GESELLSCHAFT**

Familie, Freunde
Schulische / berufliche Situation
Sozialstatus, finanzielle Situation
Freizeitmöglichkeiten
Gesellschaftl. Bewertung der Droge
Werbe- und Modeeinflüsse
Gesetzgebung, Konsumsitten
Verfügbarkeit, Mobilität
Religion, Wirtschaft

Abb. 2:   Trias der Entstehungsursachenmodell (nach Ladewig 1971)

2.4   Überblick über aktuelle Daten und Zahlen

„9,5 Mio. Menschen in Deutschland konsumieren Alkohol in gesundheitlich riskanter Form. Durchschnittlich werden pro Kopf der Bevölkerung jährlich zehn Liter reinen Alkohols konsumiert. Etwa 1,3 Mio. Menschen gelten als alkoholabhängig. Nur etwa 10 Prozent unterziehen sich einer Therapie - oft erst viel zu spät nach 10 bis 15 Jahren einer Abhängigkeit. Jedes Jahr sterben in Deutschland rund 20.000 Menschen an den direkten und indirekten Folgen ihres Alkoholmissbrauchs. Die volkswirtschaftlichen Kosten belaufen sich auf 26,7 Milliarden Euro, davon sind allein 7,4 Milliarden direkte Kosten für das Gesundheitssystem." (Das Bundesministerium für Gesundheit, 2008)

Folglich lässt sich sagen, dass deutlich zu wenige Personen sich einer Therapie unterziehen aus Angst oder erst gar nicht wissen, dass sie Alkoholiker sind. Zudem sind 20.000 Menschen die an den Folgen von Alkoholmissbrauch sterben viel zu viel, denn oft trifft es auch Unschuldige. Um die Kosten für die Konsequenzen von Alkoholmissbrauch zu senken muss präventiv dagegen vorgegangen werden.

2.5   Präventions- und Interventionsprogramme

Es wurden in letzten Jahren mehrere Projekte in Deutschland ins Leben gerufen die sich vor allem auf Jugendliche beziehen. Die Deutsche Hauptstelle für Suchtfragen (DHS) koordiniert seit 2007 alle zwei Jahre die nationale „Aktionswoche Alkohol" (Robert Koch Institut, 2015). Dies wird zum Anlass genommen, um unter dem Motto „Alkohol? Weniger ist besser!" der Öffentlichkeit die Konsequenzen näher zu bringen. Die Bundeszentrale für gesundheitliche Aufklärung (BZgA) veranstaltet die bundesweit größte Kampagne zur Alkoholprävention für Jugendliche in Kooperation mit dem Verband der Privaten Krankenversicherung unter dem Namen: „Alkohol? Kenn dein Limit" (Robert Koch Institut, 2015). „Null Alkohol – Voll Power" von der BzgA verfolgt das Ziel, vor allem bei Jugendlichen bis 16 Jahren eine kritische Einstellung gegenüber Alkohol zu fördern und den Einstieg hin zum Alkoholkonsum hinauszuzögern (Robert Koch Institut, 2015). Ein Alkoholpräventionsprojekt unter dem Namen: „HaLT" vermischt Ansätze auf individueller und kommunaler Ebene und lenkt den Blick auf Jugendliche, welche bereits ebenso vermehrt an einer Alkoholvergiftung litten (Robert Koch Institut, 2015).

Natürlich gibt es auch konventionelle Methoden, um gegen die Alkoholsucht vorzugehen. Die Erhöhung der Alkoholsteuer oder die Senkung des Jugendschutzgesetzes sind klassische Ansätze. Zudem ist der Besuch bei Selbsthilfegruppen sehr hilfreich für Alkoholiker, denn hier sehen sie, dass es anderen ähnlich geht.

2.6   Konsequenzen für eine gesundheitsorientierte Beratung

Die Alkoholiker kommen durch gesundheitsorientierte Beratung zur Einsicht, dass sie ihr Leben ändern müssen, da ihnen die Konsequenzen aufgezeigt werden die vorher verdrängt wurden. Es werden beispielsweise Statistiken gezeigt, wie lange Person mit Alkoholsucht im Durchschnitt leben. Außerdem muss darauf geachtet werden, dass Rückfälle vermieden werden, das heißt also Dinge, die die Person mit Alkohol verbindet zu vermeiden. Zudem kann der Berater eine Vorteile/Nachteile- Waage mit der Person entwerfen. Visuelle Abschreckung ist von enormer Bedeutung, denn dann denkt sich die Person: „So will ich nicht aussehen!".

3 Beratungsgespräch

Fallbeispiel 2: Herr Fischer, 58 Jahre alt und normalgewichtig. Er arbeitet als Beamter beim Jugendamt und klagt über Schmerzen im Rücken.

3.1 Das Transtheoretische Modell (TTM)

Das Transtheoretische Modell dient zur Beschreibung von gesundheitsrelevanter Verhaltensweisen. Es analysiert die Veränderung gesundheitsgefährdender Verhaltensweisen.

Herr Fischer befindet sich in der Stufe zwei des Transtheoretischen Modells, der Absichtsbildung. In dieser Stufe wird der Person, ihr Problem bewusst - in diesem Fall : Rückenschmerzen. Des Weiteren werden Veränderungsmotive immer stärker. Er setzt sich jetzt offen mit den Risikofaktoren von Rückenschmerzen auseinander, ohne das Ergreifen von Maßnahmen zur Veränderung. Herr Fischer hat also die Absicht, in absehbarer Zeit (in den nächsten sechs Monaten) eine Handlung vorzunehmen, welche eine Verbesserung der Rückenbeschwerden mit sich bringen soll. Doch gute Vorsätze reichen oft nicht aus, deshalb ist eine Abwägung der Vor- und Nachteile sinnvoll, die eine Veränderung mit sich bringen würde. Oft überwiegen in dieser Phase die Nachteile, wie z.B. zu wenig Zeit. Aufgrund dessen ist die Absichtsbildung eine Phase in die Personen sehr lange verharren und nicht in das nächste Stadium weiterkommen. Den Übergang in die Stufe 3, die Vorbereitung, nennt man die Überschreitung des Rubikons. Hier entschließt sich nun Herr Fischer aktiv etwas gegen seine Beschwerden zu unternehmen. In der Vorbereitungsphase ist der Nutzen stärker ausgeprägt als der damit verbundene Aufwand. Herr Fischer befindet sich in der Phase, in der er eine feste Absicht äußert, in den nächsten 30 Tagen das Zielverhalten zu erreichen und erste Schritte unternimmt, dieses auch umzusetzen. Eines der wichtigsten Merkmale für die Stufe 3 ist das Treffen einer klaren Entscheidung für eine Verhaltensänderung. Die zunehmende Konzentration auf die Lösung und weniger auf das Problem selbst ist ein weiteres Merkmal dieser Phase. Des

Weiteren ist die Vergangenheit von Herrn Fischer von nicht so großer Bedeutung , wie seine Zukunft. Nun muss der Patient nur noch einen gewissen Zeitpunkt finden um auch wirklich aktiv gegen seine Beschwerden vorzugehen.

3.2   Rolle des Beraters

Jede Person entscheidet selbst, ob sie ihr Verhalten ändern will oder nicht. Berater können die Interessenten zwar beeinflussen und unterstützen, doch letztendlich entscheidet die Person für sich selbst, was sie für ihre Gesundheit tun möchte. Dabei sollte der Berater eine personenzentrierte Haltung einnehmen. Zudem ist es wichtig, den Klienten mögliche Optionen selbst finden zu lassen und keine eigenen Ideen entwickeln. Der Berater fungiert sozusagen als Begleiter, bei dem der Klient genug Freiraum hat, um eigene Optionen aufzuspüren. Um dem Klienten eine optimale Zielerreichung zu ermöglichen, schafft der Berater lediglich Bedingungen und Herausforderungen (Hilfe zur Selbsthilfe). Die ersten Schritte sind von enormer Bedeutung, da der erste Eindruck dem Klienten ein positives Gefühl vermitteln soll. Dabei spielt eine Mischung aus verbaler und nonverbaler (Gestik und Mimik) Kommunikation eine große Rolle. Außerdem ist eine optimale Vorbereitung oder vielmehr eine Einstimmung auf das Gespräch essentiell wichtig. Hinzu kommt das ein passendes Terminmanagement des Unternehmens dazugehört, wodurch ausreichend Zeit für die Beschaffung von Unterlagen und Materialien, die im Gespräch benötigt werden, bleibt. Gleichzeitig ist es wichtig, Informationen über den Interessenten zu kennen und damit ein individuelles Gespräch zu schaffen. Sich selbst auf ein Gespräch vorzubereiten, also die mentale Vorbereitung, hinsichtlich der eigenen Rolle (sich wohl fühlen) darf nicht unterschätzt werden. Hinzu kommt, dass man Spaß an seiner Arbeit hat und dies dem Klienten auch vermittelt. Des Weiteren auch auf viele Klienttypen eingestellt sein und individuelle auf diese eingehen. Dienstleistungen sind immateriell, deshalb sucht der Interessent nach Erfahrungs- und Vertrauenseigenschaften, die es ihm ermöglichen, eine Einschätzung vorzunehmen. Für den Start eines Gesprächs ist die Persönlichkeit des Beraters und dessen Fähigkeiten, auf den Interessenten einzugehen, von entscheidender Bedeutung. Zuletzt kann man noch den Aufbau einer persönlichen Beziehung erwähnen, bei dem es darum geht, dass der Klient sich vollkommen wohlfühlt z.B. mit einem Gespräch sitzend und nicht im vorbeigehen. Der Berater macht die Dienstleistung für den Klienten greifbar.

3.3   Gesprächsverlauf

Straßer: „Guten Tag Herr Fischer, haben Sie den Weg zu uns gut gefunden?"

Fischer: „Ja, ich bin mit meinem eigenen PKW angereist. Die Beschilderung zu ihren Fitnessstudio war sehr hilfreich."

Straßer: „Das freut mich zu hören, doch leider lässt das Wetter zu wünschen übrig."

Fischer: „Ja, das Frühjahr ist dieses Jahr sehr verregnet."

Straßer: „Leider können wir am Wetter nichts ändern, doch möglicherweise an ihrer Gesundheit."

Fischer: „Mit Ihrer Hilfe denke ich sollte es schon gelingen."

Attributionstheorie:

Straßer: „Doch Sie, Herr Fischer geben den Ausschlag, ob Ihre Gesundheit sich zum Positiven oder Negativen wenden wird."

Fischer: „Na hoffentlich zum Positiven."

Straßer: „Wo liegen denn genau ihre Probleme?"

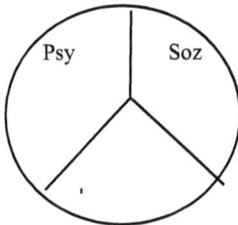

Abb. 3: Psy-Bio-Soz Modell

Fischer: „Dadurch, dass ich eine sitzende Tätigkeit ausübe und seit fünf Jahren keinen Fußball mehr spielen kann, habe ich massiv Rückenprobleme bekommen."

Straßer: „Wie äußern sich denn Ihre Beschwerden?"

Fischer: „Nach langem Sitzen schläft mein rechter Fuß ein und es fühlt sich taub an. Und natürlich Schmerzen im unteren Rücken."

Information Aufklärung:

14/18

Straßer: „Bei einer Schreibtischarbeit kommt es oft zu Beschwerden im Rücken, vor

allem im Bereich der Lendenwirbelsäule. Es kann sogar bis zu einem Band-

scheibenvorfall kommen. Deshalb ist es sehr wichtig die Muskulatur, in

diesem Bereich aufzubauen. Durch das Stärken der Muskulatur, kann einer

Operation aus dem Weg gegangen werden."

Fischer: „Oh, es ist also möglich, dass ich operiert werden muss?"

Straßer: „Natürlich, doch ich kann sie beruhigen. Wir werden es gar nicht so weit

kommen lassen."

Fischer: „Dieses Risiko war mir vorher gar nicht bewusst."

Resilienz:

Straßer: „Hatten Sie Probleme in Ihrer Vergangenheit, die Sie schon gemeistert haben?"

Fischer: „Hmm, vor 15 Jahren wurde mir ein künstliches Hüftgelenk eingesetzt. Doch

schon nach zwölf Monaten und dem Besuch einer Reha-Klinik konnte ich

wieder mit dem Fußballtraining beginnen."

Straßer: „An diesem Beispiel sehen sie deutlich, dass sie alles schaffen können,

wenn sie wirklich regelmäßig trainieren, um eine weitere Operation zu

vermeiden."

Fischer: „Ja, Sie haben recht. Ich habe viel zu lange nichts getan."

Ressourcen:

Straßer: „Wie viel Zeit haben Sie denn zur Verfügung?"

Fischer: „Also ich muss ehrlich sagen, nach einer 45-Stunden-Woche bleibt mir wenig

Zeit, um noch aktiv zu werden. Außerdem gehe ich zwei mal die Woche mit

meinen ehemaligen Fußballkameraden in die Kneipe, welche einige Meter

von meinem Haus entfernt liegt."

Straßer: „Wie wäre es, wenn sie direkt nach der Arbeit vorbeikommen und eine Stunde

trainieren?"

Fischer: „Da haben sie eigentlich recht, denn meine Arbeitsstelle ist nur zehn Minuten

von ihrem Fitnessstudio entfernt."

<u>Soziale Kontakte:</u>

Straßer: „Wer kann Sie bei Ihrem Vorhaben unterstützen?"

Fischer: „Meine Frau wollte schon lange anfangen in einem Fitnessstudio zu trainieren,

doch letztendlich ist sie immer wieder davon abgekommen."

Straßer: „Da wäre es doch optimal, wenn Sie mit ihrer Frau gemeinsam bei uns

trainieren kommen. Dann tun Sie etwas für ihre Gesundheit und

gleichzeitig ist ihre Frau immer an ihrer Seite."

<u>Vor-/Nachteile aufzeigen:</u>

Tab. 2: Vor-/Nachteile

	Vorteile	Nachteile
Langfristig	- mehr Zeit für andere Dinge	- mögliche Rücken-OP
		- Umschulung
Kurzfristig	- Zeitersparnis	- starke Schmerzen
		- permanentes Taubheitsgefühl

Straßer: „Wie in der Abbildung zu sehen ist, sind eindeutig mehr Nachteile zu finden,

als Vorteile."

Fischer: „Ja, mir ist beim Erarbeiten der Vor-/Nachteile selbst aufgefallen, dass die

Nachteile überwiegen."

<u>SMART-Formel:</u>

Straßer: „Also Herr Fischer, ich bin fest davon überzeugt, dass sie ihre Rückenschmer-

zen in spätestens acht Wochen völlig verschwunden sind. Wenn sie 2-3 mal in

der Woche zu uns kommen könnten, wäre das völlig ausreichend."

Fischer: „Ja, ich denke 2-3 mal pro Woche lässt sich einrichten."

Straßer: „Sehr gut. Dann würde ich vorschlagen, dass wir einen Termin zum

Probetraining vereinbaren."

Fischer: „Hört sich gut an. Vielen Dank, Herr Straßer."

Straßer: „Nichts zu danken Herr Fischer. Nicht vergessen, Sie sind der

ausschlaggebende Grund zur Verbesserung ihrer Gesundheit.

4   Literaturverzeichnis

Altenhan, S., Betscher-Ott, S., Gotthardt, W., Hobmair, H., Höhlein, R., Ott, W. et al. (2008). *Psychologie* (4. Auflage, 1. korrigierter Nachdruck). Troisdorf: Hobmair.

Bundesministerium für Gesundheit (2008). *Situation in Deutschland.* Zugriff am 25.03.2018. Verfügbar unter: https://www.drogenbeauftragte.de/themen/suchtstoffe-und-abhaengigkeiten/alkohol/situation-in-deutschland/

Dohnke, B., Müller, Fahrnow, W. & Knäuper, B. (2006). Der Einfluss von Ergebnis- und Selbstwirksamkeitserwartung auf die Ergebnisse einer Rehabilitation nach Hüftgelenks-ersatz. *Zeitschrift für Gesundheitspsychologie*, 14 (1), 11-20.

Fertinger, S. (2000). *Mögliche Auswirkungen der Alkoholsucht von Eltern auf deren Kinder und mögliche therapeutische Umgangsformen* [Kindle DX Version]. Zugriff am: 26.03.2018. Verfügbar unter: https://www.grin.com/document/98854

Fuchs, R., & Schwarzer, R. (1994). Selbstwirksamkeit zur sportlichen Aktivität: Reliabi-lität und Validität eines neuen Meßinstruments [Self-efficacy towards physical exercise: Reliability and validity of a new instrument]. In: *Zeitschrift für Differentielle und Diag-nostische Psychologie*, 14 (3), 141-154.

Institut Suchtprävention (o. J.). *Theorien der Suchtentstehung.* Zugriff am: 27.03.2018. Verfügbar unter: https://www.praevention.at/sucht-vorbeugung/begriffs-und-problemde-finitionen/theorien-der-suchtentstehung.html

Jerusalem & Hopf. (Hrsg.) (2002). Selbstwirksamkeit und Motivationsprozesse in Bil-dungsinstituten. *Zeitschrift für Pädagogik* (44. Beiheft).

Knaak, S. (2012). *Sucht und Abhängigkeit im Alter. Unterrichtsentwurf zum Thema "Alkoholsucht" an einer Berufsbildenden Schule [Kindle DX Version]*. Zugriff am : 26.03.2018. Verfügbar unter: https://www.grin.com/document/263749

Payk, T. & Brüne, M. (2013). *Checkliste-Psychatrie und Psychotherapie* (6. Auflage). Stuttgart/New York: Thieme.

Pieter, A. (2017). *Studienbrief Psychologie des Gesundheitsverhaltens (Rev.17.025.000)*. Saarbrücken: Deutsche Hochschule für Gesundheitsmanagement.

Robert Koch Institut (2015). *Gesundheit in Deutschland*. Zugriff am 25.03.2018. Verfügbar unter: https://www.rki.de/DE/Content/Gesundheitsmonitoring/Gesundheitsberichterstattung/GesInDtld/gesundheit_in_deutschland_2015.pdf?__blob=publicationFile

Schneider, J. & Rief, W. (2007). Selbwirksamkeitserwartungen und Therapieerfolge bei Patienten mit anhaltender somatoformer Schmerzstörung (ICD-10: F45.4) *Zeitschrift für Klinische Psychologie und Psychotheraphie*, 36 (1), 46-56.

5 Abbildungs- und Tabellenverzeichnis

5.1 Tabellenverzeichnis

5.2 Abbildungsverzeichnis

BEI GRIN MACHT SICH IHR WISSEN BEZAHLT

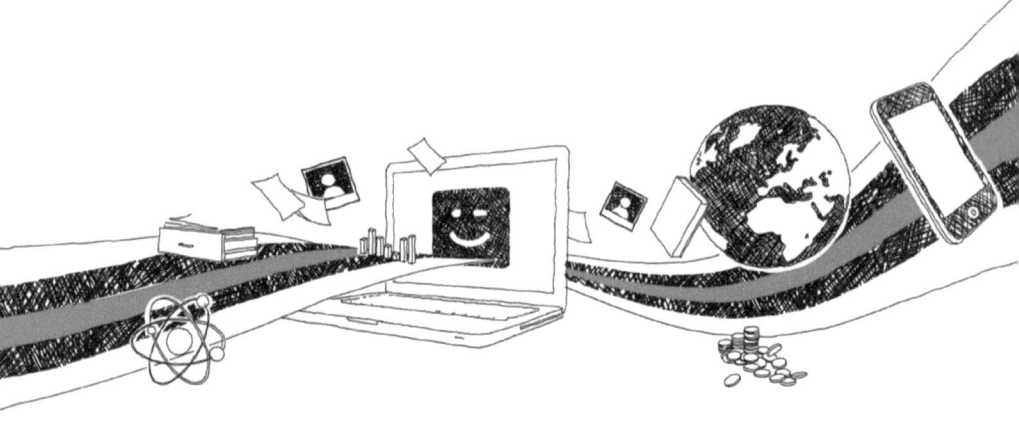

- Wir veröffentlichen Ihre Hausarbeit,
  Bachelor- und Masterarbeit

- Ihr eigenes eBook und Buch -
  weltweit in allen wichtigen Shops

- Verdienen Sie an jedem Verkauf

Jetzt bei www.GRIN.com hochladen
und kostenlos publizieren

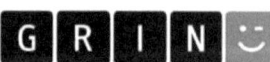